Lafont-Gouzi.

NOTICE

DES

TRAVAUX D'UN MÉDECIN DE PROVINCE,

AVEC UNE VUE RÉTROSPECTIVE

DE LA MÉDECINE PENDANT LES CINQUANTE DERNIÈRES ANNÉES ;

PAR M. LAFONT-GOUZI,

ROFESSEUR DE PATHOLOGIE MÉDICALE A L'ÉCOLE PRÉPARATOIRE DE MÉDECINE DE TOULOUSE, ETC.

Frequentior currentibus quam reptantibus
Lapsus ; sed his non labentibus nulla laus :
Iis nonnulla laus etiamsi labantur.
(Plin. sec.)

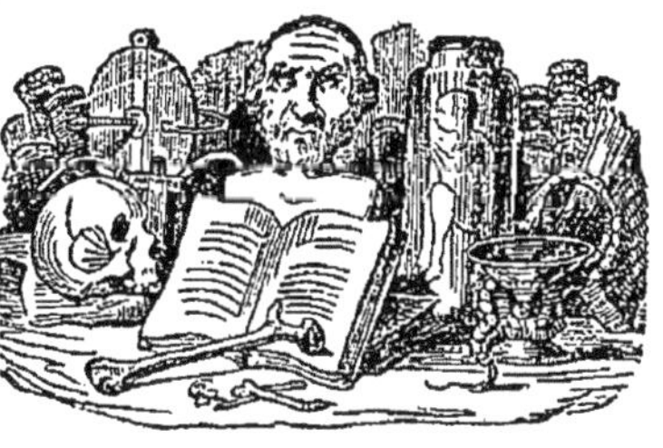

TOULOUSE,

IMPRIMERIE D'AUGUSTIN MANAVIT,

RUE SAINT-ROME, 25.

1845.

NOTICE

DES

TRAVAUX D'UN MÉDECIN DE PROVINCE,

AVEC UNE VUE RÉTROSPECTIVE DE LA MÉDECINE PENDANT LES CINQUANTE DERNIÈRES ANNÉES.

Dans ce long espace de temps, la médecine a marché rapidement et subi plus de réformes et de vicissitudes qu'elle n'en avait éprouvé en vingt siècles : systèmes, traditions, autorité, théories, pratique, enseignement, langage, tout a été changé, bouleversé, réformé de fond en comble.

Or, par bonheur ou par malheur, je me rappelle presque tous les événemens dont cette époque est tissue; j'ai pris vivement part à la lutte animée de l'ancienne et de la nouvelle médecine, en sorte que mes efforts, tels quels, se trouvent mêlés à toutes les phases de cette mémorable révolution de l'art salutaire.

Je ne veux pas retracer les réformes que le temps, la réflexion et l'expérience, épurent de plus en plus; l'entreprise me mènerait trop loin. On l'étudie à l'aise cette médecine éclairée, rectifiée, perfectionnée par tant d'ouvriers laborieux! Sans retracer la série des événemens qui nous ont conduits où nous sommes, j'indiquerai la faible part que j'ai prise à la marche ascendante de notre art.

La substitution du solidisme Brownien aux anciens systèmes, tel est le commencement, le mobile et l'occasion de cette révolution médicale. Le solidisme, appuyé sur l'anatomie et la clinique, a, malgré ses égaremens, éclairé toutes les parties de l'art. L'esprit médical, impressionné d'ailleurs par les événemens de la Révolution, se réveilla, se retrempa, et fixa vivement les nouveaux points de vue qui lui étaient présentés.

La médecine française suivait le système vitaliste et humoral, tel que l'enseignaient Morgagni, Haller, Stoll, Cullen, Selle, Barthez, Bordeu, etc., lorsque nos armées, pénétrant en Italie, permirent aux médecins et chirurgiens français de connaître la théorie et la pratique des nations étrangères. C'est ainsi que plusieurs d'entre eux publièrent le résultat de leurs recherches, de leurs observations, et la traduction des ouvrages Browniens. (Voyez, pour l'exactitude des faits, l'*Encyclopédie médicale*, article Médecine militaire, tom. 9, pag. 303, 304.) *Tous ont concouru par leurs travaux au progrès de l'art de guérir en France;* tel est le sentiment des auteurs de cet article. Je devais en faire mention avant d'annoncer que je fus du nombre de ces chirurgiens de l'armée d'Italie qui firent connaître en France la doctrine du célèbre Ecossais. Ma traduction, en deux volumes, fut faite d'après le texte et les notes du célèbre Rasori.

Dans les premières années du dix-neuvième siècle, une lutte vive, incessante, s'engagea sur tous les points de la France. Les Ecoles de Paris, de Montpellier, de Strasbourg, y prirent part, et furent plus ou moins entraînées par le mouvement réformateur. C'est faute de vie que bien des médecins restèrent neutres ou n'avancèrent pas. Ici je raconte simplement les faits historiques. J'ai déclaré, il y a long-temps, les exagérations, les erreurs et les abus d'un système qui séduisit Pierre et Joseph Franck, Moscati, Rasori, Tomassini, comme Bichat, Broussais, Dubois, etc.

S'il fallait expliquer la faveur dont la théorie et la pratique Browniennes jouirent dans les hôpitaux militaires et par quel enchaînement de circonstances l'enthousiasme se propagea, je rappellerais la situation physique et morale des armées françaises, qui rend raison de tout. La jeunesse française passa brusquement du foyer domestique à la vie militaire, aux fatigues, aux privations et aux périls d'une guerre générale. On se souvient des difficultés et des complications de la médecine du dix-huitième siècle. Cette médecine débilitante, purgative, apéritive, sudorifique, expectorante, anti-putride, était péniblement traînée et appliquée dans les ambulances et les hôpitaux.

Je dis plus : la médecine savante, raisonneuse et compliquée des grandes villes ne convient guère aux conjonctures de la guerre.

On manquait familièrement de locaux appropriés, d'infirmiers, de lits, etc... Or, la raison, la médecine du bon sens, *qui fait le bien suivant le temps, les lieux, les circonstances*, exigeait que tout fût simplifié : visites, soins, alimens, remèdes, plan de conduite, idées, procédés, applications, tout devait être approprié aux circonstances d'une guerre inouïe, poursuivie en tout temps, toute saison, tout pays. Pluie, neige, glace, chaleur étouffante, montagnes, marécages, fatigues, bivouacs, alimens avariés, pain avarié, biscuit et viandes véreuses, putréfiées, etc., tel est le milieu énervant, débilitant, insalubre, dans lequel nos troupes puisèrent les funestes maladies de cette époque.

En 1803 je publiai cet opuscule : *Considérations critiques sur la classification des médicamens, suivies d'un nouveau plan de matière médicale.*

Depuis cette époque jusqu'à ce jour, la thérapeutique et la matière médicale ont fait de grands progrès. Ces progrès sont-ils venus confirmer les principes de la réforme que je proposai? les vues et les idées développées dans mes *Considérations critiques* se retrouvent-elles, à titre de fondemens, dans les ouvrages que MM. Barbier, Begin, Boisseau, Trousseau et Pidous, et enfin M. Foy, ont fait paraître? (Voy. dans le *Bulletin de Thérapeut.* 1842, l'article de ce dernier : *un Mot sur la Classification des médicamens.* Les ouvrages de thérapeutique et de matière médicale, ainsi que les dictionnaires, répètent les difficultés que j'élevai, il y a plus de quarante ans, contre les classifications reçues, les spécifiques, etc. Il suffit de comparer les dates, les idées, les conclusions et le langage, pour décider ces questions. Tous ces auteurs se sont servis de ma distinction des effets médicamenteux, en primitifs et en secondaires ou conditionnels, en intrinsèques et extrinsèques, etc., dont M. Barbier profita le premier. (Voyez sa *Pharmacologie*, édit. de 1806.)

La génération qui tient la plume a tort de méconnaître les sources auxquelles elle doit sa supériorité. MM. Trousseau et Pidoux, après avoir fait succinctement l'examen critique des travaux de Cullen, de Desbois, de MM. Barbier, Alibert, etc., ne trouvent dans leurs devanciers que des compilateurs plus ou moins judicieux; ils déclarent que l'intelligence des lois, de l'action des médicamens, manque partout, ou est défectueusement exposée; ils établissent que la classification des médicamens doit répondre aux indications de la thérapeutique, etc.

Il me sera permis de dire que les pensées justes et fécondes qui les ont dirigés en 1836, sont clairement exprimées dans mon *Essai,* qui parut en 1803. J'y montre la nécessité de coordonner la matière médicale, la thérapeutique et la pathologie, de manière à ce que ces trois branches se lient, se répondent; j'établis que les classes de médicamens doivent être calquées sur les principales indications de la thérapeutique et sur les causes générales de la maladie, souches ou diathèses morbides, conformément aux vues d'Hippocrate, Martian, Stoll, Selle, Brown, Bichat, etc.

En 1802, l'Académie de Dijon proposa, pour la deuxième fois, cette grande question « Les Fièvres catarrhales de-

» viennent aujourd'hui plus fréquentes qu'elles ne l'ont
» jamais été; les fièvres inflammatoires deviennent extrê-
» mement rares; les fièvres bilieuses sont moins communes.
» Déterminer quelles sont les causes qui ont pu donner lieu à
» ces révolutions dans nos climats et dans nos tempéramens. »

Dans le mémoire que j'adressai à l'Académie, et que je livrai à l'impression parce qu'il avait été honorablement distingué, je m'attache à prouver, 1.° que les climats, les saisons, le régime de vie, les lois, les mœurs, etc., ont subi des changemens, d'où est résulté un affaiblissement dans le tempérament des hommes; 2.° que cette dégénération ou cet affaiblissement a changé les dispositions morbides, l'ordre des maladies, plus communes, et fait surgir ou provoqué en plus grand nombre les affections catarrhales, etc. En 1811, je complétai ce mémoire par un opuscule intitulé : *Coup-d'œil sur la Dégénération qui s'est opérée dans le tempérament des hommes.*

Que faut-il penser de ces deux thèses que je soutins, il y a quarante-deux ans? Je veux seulement dire qu'elles ont l'appui de l'histoire, des événemens pathologiques et de plusieurs autorités imposantes. En preuve, je me bornerai à citer, 1.° le travail sur le changement des climats, que le docteur Fuster a présenté à l'Académie des Sciences de Paris, et qui est exactement conforme au mien; 2.° le célèbre professeur Hecker (de Berlin) a établi le fait de la dégénération du tempérament et d'une succession de diathèses morbides. Enfin, le docteur Willermé, utilisant les données de l'histoire et les matériaux fournis par les conseils de recrutement, a publié un travail considérable sur la *Dégénération du tempérament des hommes.*

Je n'agiterai pas la question de priorité sur des sujets traités secondairement dans ces deux opuscules et dans les matériaux pour servir à l'histoire de la médecine militaire, qui parurent en 1809; mais on me permettra d'observer qu'ayant proposé divers moyens, principalement les exercices gymnastiques, soit pour corriger l'affaiblissement ou dégénération du tempérament, soit pour diminuer la sensibilité qui égare et fait le tourment des hommes, j'ai eu la satisfaction de voir la gymnastique adoptée dans l'armée française, dans les collèges et les maisons d'éducation. En plaidant avec chaleur l'importance de cette réforme, j'ai donc précédé l'entreprise du colonel Amoros, des hygiénistes et des orthopédistes contemporains.

La Société médicale d'émulation de Paris couronna un mémoire que je lui présentai, après avoir publié un autre mémoire sur cette question :

« Les fièvres catarrhales graves diffèrent-elles essentiel-
» lement des fièvres remittentes pernicieuses? Quel est le
» traitement qui leur convient, et l'utilité du quinquina
» dans les unes et les autres? »

Mémoire inséré dans le sixième volume des *Mémoires de la Société médicale de l'Ecole de Paris*, pour l'an X de la République 1802.

Pour estimer la portée de cet autre essai de ma jeunesse sur une question qui intéressait vivement les facultés de Montpellier et de Paris, il faut se reporter aux théories et aux pratiques suivies à cette époque, et comparer la thèse que j'expose avec celles qui prévalent aujourd'hui.

Quand mon travail parut, Torti, Werloff, Selle, Grimaud, Pinel, Stoll, guidaient l'opinion médicale en France. Or, mon mémoire tend à établir, « que les fièvres graves, appelées catarrhales, putrides, malignes, sont comme autant de faces d'un même fait, les formes différentes d'une cause ou d'une maladie au fond identique, et qui varie seulement à raison des organes plus attaqués, des dispositions individuelles, de l'influence des lieux, des climats, des saisons, etc.

« C'est ainsi, dis-je, que le typhus se produit sous les formes symptomatiques dont le cerveau, les intestins, les muqueuses, etc., sont le siége le plus saillant ».

Je demande si Broussais n'a pas traduit en gastro-entérite ces points de vue de doctrine que je proposais en 1806; et M. le professeur Chomel, de la faculté de Paris, n'a-t-il pas publié, trente ans après moi, les mêmes idées et les mêmes faits dans les mêmes termes ?

Un professeur distingué, M. Forget, qui a écrit sur cette branche inextricable de la pathologie, prétend que *Broussais a le mérite de réduire en système les idées éparses !...* C'est ainsi que tous les progrès sont rapportés à Paris, à Broussais ou à tel autre médecin de la capitale, quoique la date précise des travaux antérieurs démente ces prétentions.

Matériaux pour servir à l'histoire de la Médecine militaire en France (1809).

Dans cet ouvrage, que l'*Encyclopédie méthodique* place au rang de ceux qui ont contribué aux progrès de la médecine militaire (tom. 9, p. 344), je rectifie quelques erreurs du précédent. Il offrait alors plusieurs points de vue nouveaux et de grande conséquence : 1.° l'examen et la réforme de la doctrine des constitutions épidémiques ; 2.° l'histoire étiologique, pathologique et thérapeutique du typhus qui régna en Espagne, sur les lignes d'étape de Perpignan à Toulouse et de Bayonne à Toulouse ; 3.° l'association de la gale, du typhus et des maladies vénériennes.

Là j'établis que « ce typhus épidémique est contagieux, et qu'il dérive de miasmes ou éthérogènes morbides, cause productrice de fièvres graves, catarrhales, adynamiques, ataxiques, qui résistent à tous les traitemens connus, et dont le cours est réglé, la marche invariable ; j'établis que ces fièvres engendrent des miasmes, germes ou semences de typhus, par lesquels l'épidémie est susceptible de se transmettre et d'être transportée dans les hôpitaux, les garnisons, les lieux d'étape, etc. ; j'établis enfin que ces fièvres ne cèdent qu'à un traitement à part, dont le calomel et la limonade sulfurique sont la base, et qu'il faut employer dès les premiers jours de l'invasion, etc. ».

Aujourd'hui que les préjugés, les préventions, les disputes orageuses sont dissipées, on est à même d'apprécier la ligne théorique et pratique que j'ai suivie depuis lors, et de la mettre en parallèle avec la ligne dont Grimaud, Stoll, Pinel, Brown, Broussais et l'école anatomique, ont été tour à tour les défenseurs.

Mes convictions furent confirmées par le travail d'Hildebrand, publié deux ans après; ensuite MM. Bretonneau, Gendron, Gaultier de Claubry, Louis, Lombard (de Genève), le professeur Forget et bien d'autres, ont reconnu la spécialité de cette maladie communicable. Combien de travaux publiés sur le sujet du typhus depuis quarante ans! J'ai toujours suivi une autre ligne d'idées, de raisonnemens et de pratique, que Paris, toujours en désaccord avec les écoles de Pinel, de Broussais et des anatomistes. Je le demande, de quel côté sont venus les progrès? vers quelle ligne l'esprit médical s'est-il porté en avançant?

L'ouvrage que le docteur Pratbernon vient de mettre au jour sous le patronage du Congrès scientifique de Besançon, *sur les Fièvres et les Empoisonnemens miasmatiques*, ne reproduit-il pas les faits et les idées que j'avais exposés? Les ouvrages produits au grand jour de la publicité mettent chacun à même de répondre; depuis dix ans presque tous les auteurs reconnaissent l'intoxication, l'infection du sang, etc. (Voyez encore les *nouveaux Elémens de Pathologie médico-chirurgicale* de Roche, Sanson et Lenoir, 4.e édition, 5.e volume 1844, article Typhus et Fièvre typhoïde; vous y trouverez développée et confirmée la doctrine établie par moi en 1809 et 1821.)

Les auteurs contemporains qui ne disent rien de mes travaux, remontent aux observations anatomiques de Proust, Petit et Serres, comme à une source de lumières pathologiques, tandis que l'origine de la déviation ténébreuse de l'école anatomique est là. La connaissance du siége intestinal des altérations n'est pas seulement peu utile à l'art de préserver du typhus, de le connaître et de le guérir; elle a faussé l'esprit médical, et l'a détourné de son véritable but. MM. Bretonneau, Chomel, Cruveillier, Andral, Forget, etc., ont surabondamment confirmé les faits observés à l'Hôtel-Dieu par MM. Proust, Petit et Serres. En est-on plus avancé? les discussions élevées depuis huit ans dans le sein de l'Académie royale de Médecine, ont-elles été moins honteuses, moins désespérantes?

Il faut le dire : on s'est obstiné dans les voies de la pathologie morte, lorsque mon observation était principalement dirigée vers la pathologie vivante. Peut-être aussi que les médecins éminens de Paris, distraits par les assujettissemens de leur position brillante, ne peuvent guère poursuivre l'étude, la filiation des faits, qu'il faut voir souvent dans le jour varié dont la médecine militaire et civile m'a offert l'occasion

---

Essai et Observations sur la non identité des virus gonorrhéique et syphilitique.

(Journal de Corvisart, Leroux et Boyer. — Nov. et Déc. 1810.)

Lorsque je publiai cet essai expérimental, les maladies vénériennes étaient l'objet de ce problème litigieux et de grande conséquence pratique. Hunter et Swediaur soutenaient l'identité des virus et des deux maladies, tandis que Bell et Bosquillon établissaient que le virus de l'une est étranger à celui de l'autre.

Pour décider cette grande question, « je pratiquai dans l'urètre, sur le gland et le prépuce, une série d'inoculations, soit avec le virus de blennorrhagie récente, soit avec le pus de chancres syphilitiques ». A chaque inoculation de virus blennorrhagique introduit dans l'orifice de l'urètre, succéda uniquement la blennorrhagie. Le précis et le résultat de mes épreuves et des autres faits décisifs étant consignés dans ces deux journaux de médecine, je ne puis comprendre comment plusieurs auteurs, venus après moi, n'en font pas mention, ou s'attribuent les progrès dus à ce genre d'expérimentation! Vingt-cinq ans après la publication de mes observations et de mes inoculations, M. Ricord, par exemple, a mis au jour le résultat précieux de ses recherches et de ses inoculations : pas un mot des miennes! Cependant de part et d'autre, même procédé, même route et mêmes conclusions !!!

Je déclare que le journal de médecine précité, auquel j'adressai mon travail, fit aux premières pages un changement total, et qui m'attira des critiques non méritées. Là et sur d'autres points, il attribua à l'inspecteur-général Percy l'invention et la pratique des procédés expérimentateurs dont ce chirurgien, justement célèbre, n'eut connaissance qu'à son passage à Toulouse, où il accompagna le comte de Chaban, dans l'été de 1810. Les divers auteurs cités par M. Ricord n'ont fait que répéter les épreuves directes dont j'ai le premier donné l'exemple fécond et décisif, que le journal de Corvisart, Leroux et Boyer, rapporte. A cette époque j'étais vivement occupé de plusieurs maladies contagieuses, ce qui est prouvé par mes divers écrits. On y trouve consignés les fruits de mon étude sur ce sujet obscur et de si grande conséquence. J'ai pensé, raisonné et conclu pour le virus dont s'agit, comme pour la variole, le typhus, etc. Je ne dois à personne les idées que je n'ai cessé de professer, et qui se retrouvent dans divers mémoires.

Il est inutile de dire que depuis la publication de mon travail sur ce sujet, il a paru beaucoup d'écrits pour et contre les deux thèses que j'y soutiens. M. Ricord n'a pas non plus joui en paix de son triomphe : la médecine est inséparable des doutes et des disputes !

MM. Devergie et Cazenave, médecins de l'hôpital Saint-Louis, à Paris, sont les derniers entrés en lice. N'y voulant pas rentrer, je me borne à maintenir la vérité des deux thèses que ce dernier attaque avec des moyens que je connais il y a long-temps.

Il s'efforce d'établir l'antiquité et l'identité des deux virus et des maladies syphilitiques. (Voyez le *Traité des Syphilides;* Paris, 1843.) L'érudition étalée à l'appui des ouvrages écrits dans le même sens, a un aspect imposant. J'en connais les sources à peu près réunies dans le *Traité d'Astruc* et les *Commentaires de Don Calmet sur la Bible*. J'en ai parcouru la plupart lorsque je m'occupai de cet objet. Le premier auteur brille par la critique dont l'autre est dépourvu; Swediaur, Bosquillon et quelques autres, ont ajouté peu de chose.

Messieurs les érudits de France, d'Angleterre et d'Allemagne, qui ont travaillé si curieusement à l'histoire ancienne de la syphilis, m'étonnent plus que je ne veux dire. La syphilis, traînant à sa suite une multitude innombrable de victimes que l'art ne savait pas guérir, aurait laissé chez tous les peuples les fruits indestructibles de son passage sur la terre! elle aurait toujours été plus généralement visible que les fameuses Pyramides qu'on n'aperçoit pas hors de l'Egypte!

Les nombreux auteurs au nom desquels M. Cazenave porte la parole, prétendent que la syphilis a, pour ainsi dire, fait partie du bagage du genre humain; ils la font remonter au moyen-âge, au bas-empire, aux Romains, aux Grecs, et enfin, aux Juifs conduits par Moïse.

J'aime le laconisme : pour abréger utilement cet examen, et le mettre à la portée de tout le monde, je passerai par-dessus les citations, d'ailleurs surannées, qui dépaysent tant d'écrivains modernes. Chaque citation de passages, regardée séparément, semble plus ou moins propre à la construction du système. Réunies ensemble pour en voir la signification syphilitique, tout prestige disparaît. Je me souviens qu'en 1815 un littérateur de Toulouse publia, sous le titre de *Claudien ressuscité*, une histoire de Napoléon, qu'il forma de passages latins cousus ensemble.

Je pars de ce fait incontestable, que la syphilis existe; elle existe avec sa nature spécifique, son pouvoir conditionnel, ses caractères et ses effets partout connus. En remontant de cinquante ans en cinquante ans, nous la retrouvons avec la même certitude, et nous suivons sa généalogie, sa filiation, son identité jusqu'au commencement du seizième siècle. A cet égard, point de doute ni de contestation; même certitude à chaque époque de cinquante ans jusqu'à la fin du quinzième siècle et au commencement du seizième, où, pour la première fois, un spectacle immense, effroyable, s'offre aux regards des médecins, des magistrats et de la société entière! c'est l'apparition, l'irruption et le signalement de la syphilis, telle qu'elle a toujours été vue jusqu'à ce jour, quoiqu'elle semble moins désastreuse. Les premiers malades, les premiers témoins, graves, unanimes, irrécusables, sont là. En Italie, en Espagne, en France, en Allemagne, partout on se plaint, on crie, on écrit à l'occasion de la syphilis. Les médecins, professeurs, archiâtres, praticiens, tiennent le même langage; les savans, les poètes, les chroniqueurs, les ecclésiastiques, les rois, les soldats, les ignorans, toutes les classes, tous les âges, tous les sexes, accusent, déclarent l'apparition de ce fléau inoui, extraordinaire, pestilentiel, supérieur à la médecine! Il n'y a pas d'événement historique ou médical dont la date soit plus précise, mieux constatée!

Or, en remontant de siècle en siècle au-delà de cette époque mémorable pour toute l'Europe, rien de pareil. Cinquante ans avant l'arrivée de ce fléau, les médecins, les savans, les ecclésiastiques, les historiens, les chroniqueurs, les poètes, parlent de toutes choses connues; pas un mot de la syphilis! Or, dans le quinzième, le quatorzième, le treizième et le douzième siècle, Rome, Paris, Londres, Toulouse, Strasbourg, toutes les villes avaient des ateliers, des *omnibus* publics, où la syphilis devait pulluler et se répandre. Les archives, les annales, les réglemens de police, les édits de nos rois et des empereurs bysantins, renferment toutes sortes de preuves irrésistibles que le fléau vénérien n'existait pas, parce que nulle part il n'en est fait mention avant l'époque précise où tout le monde l'a reconnue. Comment supposer qu'un tel mal a fermé la bouche, enchaîné la plume des Juifs, des Grecs, des Romains, des Italiens, des Espagnols, des Français, des Allemands, pendant plus de deux mille ans?

Rapportons un fait historique aussi curieux qu'instructif.

Dans le douzième, treizième, quatorzième, quinzième et seizième siècle, Toulouse et les villes du Languedoc avaient des maisons publiques sous la protection des magistrats. Alors Toulouse, capitale d'une vaste province, était un centre de civilisation, d'écoles, de commerce et d'affaires; il y avait jusqu'à quatre mille étudians, français, espagnols, italiens, belges, allemands. Il faut aussi rappeler la terrible guerre du treizième siècle, la croisade de Simon de Monfort, qui, à la tête des troupes fournies par toutes les parties de la France, ravagea pendant vingt-cinq ans le pays toulousain, le Languedoc, le comté de Foix, l'Albigeois, etc.

Les Allemands, les Espagnols, furent long-temps mêlés à cette guerre acharnée; enfin, pendant les règnes désastreux du roi Jean, de Charles VI et de Charles VII, les Toulousains firent la guerre aux Anglais, qui avaient, dit-on, la syphilis. Le midi aurait donc reçu l'infection britannique, à moins de supposer ridiculement chez les descendans de Galgacus et de Talbot une syphilis discrète et sans contagion!!!

Ainsi dans les trois siècles indiqués, si la syphilis était quelque part, elle devait pulluler à Toulouse, où, dès qu'elle parut (en 1499), les magistrats alarmés chassèrent de la ville quinze cents personnes employées au commerce de Vénus.

Or, en 1424 (60 ans avant le voyage de Colomb) les capitouls et l'université, ne sachant comment s'y prendre pour percevoir certains revenus et empêcher les désordres violens dont ces maisons étaient souvent le théâtre, prirent le parti de réclamer l'autorité du roi Charles VII, qui prit effectivement sous sa sauve-garde spéciale une telle maison. Afin que les lettres, l'édit de Charles VII en réponse à la requête des capitouls et de l'université, ne soit pas confondu avec la rapsodie mystificatrice des prétendus statuts de la reine Jeanne, j'ajoute que l'*Histoire* et les *Annales de Toulouse*, par Catel et par Lafaille, sont tissues d'actes authentiques, copiés aux archives. Il ne faut pas perdre de vue que les *Annales*, qui sont extraites des délibérations des capitouls, ne font mention de l'*infâme mal de Naples* qu'à la fin du quinzième siècle. Après cette date précise et jusqu'à la destruction des asiles précités, ces foyers de débauche et d'infection ne cessèrent d'occuper la sollicitude des magistrats, qui, à différentes reprises, les voulurent abolir.

L'édit de Charles VII, que j'ai extrait des mémoires de Catel, et que, long-temps après, Lafaille trouva dans le registre blanc du Capitole, est en latin et trop long pour être rapporté ici. Il faut aussi lire l'édit de Charles VI, qui règle le costume et les marques distinctives des filles joie de la grande Abbaye de Toulouse, 1389. « Le Roi, voulant » tenir en franchise et liberté les habitans, etc., ordonne » que les suppliantes et leurs successeurs en ladite abbaye » se vêtissent, portent robes et chaperons de telle couleur » à leur goût, sans que les capitouls puissent les empêcher » et punir; entend que les suppliantes présentes et à venir » dans ladite abbaye jouissent paisiblement et à perpétuité » de cette faveur royale, etc. » (Voyez le *Recueil des Ordonnances des rois de la troisième race*, tom. 7, p. 327.)

Ces faits et ces considérations, jointes au témoignage des compagnons de Christophe Colomb et d'Oviédo, intendant des pays nouvellement découverts, prouvent l'origine exotique et l'apparition récente de la syphilis.

Et l'on prétendrait détruire un ensemble si positif de témoignages imposans, irrécusables, par cent faits isolés, obscurs, équivoques ou étrangers, qui sont çà et là répandus dans le long espace de quatre mille ans! Est-ce qu'en matière de contagion, les lois de la nature, la marche ordinaire des faits, ne sont pas un guide plus sûr que les poètes et les commentateurs? Bref, une maladie spécifique, contagieuse, qui serait sans lignée génératrice, c'est-à-dire, qui n'aurait ni antécédens ni suite de même nature, est à mes yeux une absurdité!

Que dirai-je de la transformation ou dégénération de la lèpre en syphilis? En médecine on n'imagine pas, on ne suppose pas des événemens de cette gravité. L'histoire et la médecine ne disent rien, absolument rien à l'appui d'un système ramassé par Don Calmet, réfuté par Astruc, reproduit avec les couleurs brillantes de notre époque par mon illustre ami, le professeur Alibert.

Parlons sérieusement: la lèpre qui ravagea l'empire romain après la guerre contre Antiochus, s'éteignit et disparut on ne sait comment.

L'effroyable lèpre que les croisés apportèrent en Europe, disparut de même insensiblement, en sorte que dans le seizième siècle les léproseries de Toulouse étaient vides. Or, la transformation supposée n'a été vue dans aucune de ces grandes époques. On a la faiblesse de citer la dégénération ou transformation de la variole en verrette et varioloïde, comme si je n'avais pas prouvé que dans ces dernières éruptions la variole est simplement déguisée, affaiblie, puisqu'en inoculant convenablement le pus des prétendus verrettes, on obtient parfaitement la variole !

Passons à l'autre thèse. On va voir que nous partons, M. Cazenave et moi, des mêmes principes.

Essai et observations sur la non identité du Virus gonorrhéique et syphilitique, par M. Lafont-Gouzi. (Journal cité, 1810.)

« Tous les contagium virulens et miasmatiques ont chacun une nature et des propriétés constantes, d'où résultent des maladies identiques; elles ne varient que par leur forme et leur violence. L'état du corps, le climat, le régime, etc., sont capables de modifier leurs effets, sans altérer leur action intrinsèque, fondamentale.

» Chaque contagium a des propriétés fixes; il attaque un seul organe, ou infecte le système, selon sa capacité, son pouvoir. La différence des parties affectées ne peut dénaturer son action spécifique. Il est au-dessus de chaque organe d'en changer le cours : d'ailleurs le produit morbide a tous les caractères de la cause contagieuse. »

Traité des Syphilides, par M. Cazenave. (1843.)

« La syphilis appartient aux maladies virulentes; elle a un principe spécial, toujours le même. Il se propage par la contagion et par des effets qui forment son cachet. Ce poison, comme celui de la variole, n'est appréciable que par les symptômes qui le traduisent; il a les traits principaux, caractéristiques et distincts des maladies de ce genre. La cause est spécifique : le tempérament individuel n'a qu'ue valeur secondaire pour le modifier. Il ne faut pas perdre de vue ce point capital.

» Il agit en vertu des conditions qui lui sont propres.
» Ce virus, qui est *un*, n'admet aucune mesure de » quantité. Semblable au vaccin, à la variole, il est ou » n'est pas fécondé; il se produit en vertu d'une loi cons- » tante, immuable, régissant toutes les affections viru- » lentes, égale dans tous les temps, dans tous les lieux. » (Pag. 92, 104.)

Ayant écrit à trente-trois ans de distance l'un de l'autre, nous sommes donc d'accord sur les principes. Quant à moi, j'en fais partout l'application aux faits de l'histoire comme aux faits de pratique. Comment M. Cazenave n'a-t-il pas vu qu'il semait sous ses pas les contradictions, les embarras, les assertions gratuites? Il reconnaît que dans tous les temps et tous les lieux la syphilis a dû se montrer, si elle existait, avec les caractères *sui generis* et ses effets spécifiques. Il s'est donc engagé à la montrer manifestement dans les siècles anté- rieurs à Colomb, comme il la montre depuis le quinzième siècle jusqu'à ce jour. Évidemment les principes de M. Ca- zenave retombent de tout leur poids sur ses raisonnemens et ses déductions : ils en sont la condamnation, et ils justi- fient et confirment en même temps les principes, les faits, les expériences, les raisonnemens et les conclusions dont mon essai se compose. Le chapitre 4 est intitulé : « Preuves » que les virus gonorrhéique et syphilitique ne s'engen- » drent pas réciproquement, et que l'un est étranger à » l'autre. » (Journal cité, Décembre 1810.)

Comment s'y prendrait-il pour combattre ces preuves ex- périmentales et autres, pour en nier l'à-propos et la portée? Je pars des principes qu'il adopte, et j'en fais rigoureuse- ment l'application, soit aux faits de l'histoire, soit aux faits de pratique, soit enfin aux inoculations que j'ai opé- rées, et que tout médecin peut répéter.

M. Cazenave établit expressément, « qu'aujourd'hui, » comme depuis trois siècles, il existe une maladie syphi- » litique, une et distincte, malgré la variété de ses formes. » Le seul diagnostic vrai et utile des affections syphiliti- » ques, dit-il p. 88, où il attaque M. Ricord, doit être

» puisé dans une connaissance approfondie des symptômes » de l'infection naturelle, dans l'étude des caractères qui » les distingue, de leur marche, etc. » Cette sentence ne détruit-elle pas l'échaffaudage des citations élevées pour prouver l'antiquité de la syphilis ? Qu'il se promène à l'aise dans le vaste espace de trois mille ans, trouvera-t-il un seul auteur juif, romain, français, ou autre, qui offre les moyens de diagnostic exigés par lui-même ? D'après ses propres principes, il est inévitablement engagé à signaler clairement dans tous les siècles jusqu'à Moïse, la syphilis avec sa nature spécifique et ses effets distinctifs, constans, immuables ? M. Cazenave et les médecins abusés par le même système ne sont pas recevables à supposer cette maladie tout autre qu'on ne l'a vue depuis trois cents ans. Ai-je besoin de dire que cette maladie n'est engendrée, faite et perpétuée que par elle-même ? Les médecins ne peuvent pas plus inventer la syphilis que la lèpre, la rage, la peste, la variole, la rougeole, etc., maladies contagieuses qui ont paru successivement à des époques connues.

Recherches et Observations sur le Diabètes.

Opuscule couronné en 1818 par la Société de Médecine de Bordeaux, et inséré dans les *Annales cliniques de Montpellier*, 1820.

Lorsque je m'occupai sérieusement de cette maladie redoutable, elle était peu connue. Les travaux de Rollo, de Nicolas, de Dupuytren, n'avaient fait qu'ébaucher ce sujet ingrat, difficile, énigmatique. Les médecins de Paris, de Montpellier, de Toulouse, croyaient rare le diabètes, et ne le reconnaissaient quelquefois que lorsque, parvenu à sa période colliquative, il conduit promptement à la mort.

Pour apprécier mon travail, il faut le comparer avec ce qui était connu. L'art de connaître et de guérir a-t-il gagné quelque chose aux tentatives faites depuis la publication de mon travail ? Les praticiens et les pathologistes ne tournent-ils pas encore autour des points groupés dans mes recherches ? Les efforts récens des médecins anglais et des professeurs de Paris vont-ils plus loin ? La variété albumineuse, et non sucrée, que ces derniers regardent comme une maladie particulière, et qu'ils appellent albuminurie, *est-elle autre chose que la variété dont j'ai fait expressément mention?* Je me bornerai à observer que MM. Bright et Rayer ont écrit long-temps après moi.

Dans ce même opuscule je m'attache à montrer la portée lumineuse et utile de l'anatomie pathologique, et je m'élève contre la déviation déceptueuse dont l'Ecole de ce nom a été le résultat. Je demande si mon sentiment n'a pas été confirmé par les travaux considérables et d'ailleurs précieux qui ont paru depuis vingt-cinq ans? Combien de recherches, de fausses routes, d'égaremens, avant de retrouver le fil des vérités méconnues? MM. Ribes à Montpellier, Fodéré et Lauth à Strasbourg, et la *Revue médicale de Paris*, ont ensuite soutenu mes idées, en partie confirmées même par les travaux de M. Andral, professeur justement célèbre.

Ne pourrais-je pas également demander si les faits de chimie organique et leur explication relativement au diabètes et à d'autres maladies consomptives, qui ont été l'objet de mes recherches, il y a plus de vingt-cinq ans, ne sont pas encore au niveau des progrès extraordinaires dont l'ouvrage du professeur Justin Liebing, sur la *Chimie organique*, est une savante expression? Mon sentiment sur les facultés morbidement créatrices de nos organes, sur la formation et la nature particulière du sucre diabétique, sur la transformation ou métamorphose, soit des humeurs, soit des sucs alimentaires, n'est-il pas confirmé par les travaux récens de chimie organique? (Voyez l'Introduct. du Traité de Liebing).

Variole déguisée en Variolette et Varioloïde.

Dans mes travaux relatifs à la médecine militaire et aux virus vénériens que je viens de rappeler, j'avais manifesté mes convictions sur la nature, le pouvoir et l'effet des maladies communicables, contagieuses. Je croyais les contagions fébriles comparables aux semences végétales. Faute d'un climat et d'un sol propices, les espèces végétales dégénèrent, s'abatardissent, perdent plus ou moins leur forme, leurs qualités.

En serait-il de même, me disais-je, des éruptions, verrette, variolette, varioloïde, que l'on voit chez des individus bien vaccinés? Chez eux la variole ne serait-elle pas affaiblie, déguisée, dégénérée? Le virus de ces prétendues variolettes ne recouvrerait-il pas ses forces et ses qualités naturelles ou primitives, s'il était inoculé aux individus dont le tempérament n'a été changé ni par la variole ni par la vaccine? N'est-ce pas de cette manière, me disais-je, que les arbres et les plantes, rétablis dans le sol qui leur convient, reprennent les formes et les qualités distinctives de leur race?

Dès 1809, préoccupé de ce grand sujet d'étude, je fis la première épreuve inoculatrice d'une éruption appelée varicelle, dont un adolescent, déjà vacciné, était atteint. Une variole caractérisée en fut le résultat.

Aujourd'hui l'Académie royale de Médecine, les Sociétés médicales et les journaux de médecine de l'Europe, reconnaissent les déguisemens dont le virus variolique est susceptible, quand il attaque les sujets vaccinés. Je n'ai donc pas besoin d'insister sur ce fait mémorable, que j'ai, le premier, prouvé publiquement en 1814, et qui appartient à l'histoire de l'art. On trouve dans mon livre sur l'*Etat présent des hommes*, p. 310, et dans le *Traité de Vaccine* que M. le docteur Bousquet a publié au nom de l'Académie royale de Médecine, p. 202, 203, 204, le précis des faits qui se rattachent à ma découverte, commencée en 1809 et complétée en 1814. Il n'est plus permis de l'attribuer aux médecins d'Edimbourg et de New-York. Je crois donc inutile de rapporter la lettre que M. Pariset, secrétaire perpétuel de l'Académie, m'écrivit à ce sujet. Dernièrement encore, les propriétés de la vaccine et de la variole étaient l'objet de vives discussions au sein de l'Académie royale de Médecine (en 1843). En serait-on là, si l'on avait suivi simplement la voie de l'observation et de l'expérience que j'indiquai, preuves en main, il y a trente ans, à M. Husson, secrétaire du Comité de Vaccine de Paris? Combien de choses agitées, niées ou remises en question, sur lesquelles je suis fixé depuis long-temps?

Caractères propres, Préservatifs et Remèdes des Contagions pestilentielles (1821).

En 1821, la fièvre jaune était aux portes de la France. Son arrivée, sa propagation, ses ravages dans la Catalogne, m'étaient connus par la correspondance du consul français de Barcelonne. Il fallait voir, décider et agir promptement. Or, à cette époque, les médecins étaient divisés, incertains, en pleine dispute sur la nature transmissible de cette endémie américaine. *Les grandes difficultés de l'art, les discussions interminables et les égaremens des médecins ont toujours éclaté à l'occasion des épidémies pestilentielles.* Tout me porta donc à publier, sous ce titre, le résultat de mes études et de mon expérience. Il parut il y a vingt-cinq ans; je n'ai rien à désavouer. Ayant suivi pendant près de quarante ans une ligne d'idées et de faits contraires au système dont Paris n'a cessé de propager l'influence, relativement au typhus et aux autres contagions pestilentielles, j'ai le droit demander de quel côté se prononcent les faits et les convictions médicales! J'appelle en témoignage, non-seulement MM. Bretonneau, Gendron, Gaultier de Claubry, Pariset, Louis, Lombard, Forget, mais aussi les plus célèbres médecins de l'Allemagne, de l'Espagne et de l'Italie. L'ouvrage du docteur Pratbernon sur les *Empoisonnemens miasmatiques*, que le Congrès scientifique de Besançon vient de mettre au jour (en 1843), n'offre-t-il pas la reproduction des faits, des idées et des conclusions dont mon opuscule est tissu?

Pourquoi ai-je vu différemment que l'Ecole de Paris? C'est que mes vues et mon observation sont principalement dirigées vers la pathologie vivante, tandis qu'elle s'est obstinée à marcher dans les voies de la pathologie morte!

Pour savoir à qui appartient la découverte des vérités

principales relativement aux fièvres graves, appelées typhoïdes, il faut non-seulement comparer la date et la doctrine des ouvrages publiés après l'année 1821, où parut ma brochure, mais encore se rappeler mes travaux antérieurs sur le même sujet, dont j'ai déjà fait mention. Afin d'éviter les contestations verbeuses, je vais rapporter textuellement quelques passages décisifs des auteurs célèbres et dévoués, soit au physiologisme, soit à l'anatomisme, tels que MM. Chomel, Roche, Sanson, Lenoir, Gaultier de Claubry, qui confirment ce que j'avais établi trente ans auparavant. Le témoignage tardif des sectes que j'ai combattues lèvera tous les doutes.

Mémoire sur les Fièvres catarrhales graves, inséré dans les Mémoires de la Société médicale de l'Ecole de Paris, pour l'an X (1802), p. 322, 323, 324, *par M. Lafont-Gouzi.*

« Le défaut d'idées exactes sur la nature du typhus et la » variété des symptômes, ont fait décrire cette maladie sous » des noms différens, comme fièvre des prisons, d'hôpital, » fièvre maligne, putride maligne, etc. Cette variété dans » la forme du typhus a fait croire à l'existence de plusieurs » maladies différentes, accompagnées de malignité; et c'est » ainsi qu'une maladie qui au fond est toujours la même, » a reçu différentes dénominations.

» Je ne sais pas si la matière contagieuse est différente » dans chaque épidémie, mais il est certain que l'état de » l'atmosphère, la saison où la maladie se manifeste, les » lieux que l'homme habite, ses passions, etc., contribuent » principalement à faire varier les symptômes du typhus. » Ces différentes influences affectent plus particulièrement » tel ou tel appareil organique, et le rendent susceptible » d'éprouver le principal choc morbifique, d'où résulte la » variété et la multiplication des symptômes, ainsi que les » prétendues complications. »

» Les causes précitées font donc varier la forme ou l'ex» térieur de la maladie. C'est ainsi que, sans changer de » nature, le typhus se revêt d'une forme différente, selon

» que la maladie prédomine dans le système lymphatique et les membranes muqueuses, dans le cerveau, ou dans le tube alimentaire, etc. Ce fait est prouvé par l'identité des causes qui engendrent et font développer le typhus. »

Matériaux pour servir à l'histoire de la Médecine militaire (1809), *par M. Lafont-Gouzi.*

« Cette maladie, susceptible de communication, a une » marche et une durée à peu près fixes et déterminées que » l'art n'a su ni abréger ni dénaturer avec avantage, tandis » qu'il est heureux dans celles que les agens nuisibles or- » dinaires occasionent. Les maladies contagieuses, comme » le typhus, ne peuvent cesser tant que leur cause, en » circulant dans l'organisme, sème partout le trouble, le » désordre et une faiblesse réelle ou simulée. Il en est de » même de la variole et de la rougeole. Avec de petits se- » cours le corps se débarrasse, en sorte que l'honneur de » la guérison appartient, en grande partie, à la nature. » Les saignées, les purgatifs, les toniques, les antiputrides, » tous les traitemens échouent. Quel que soit le traitement, » les symptômes parcourent leurs périodes, et la maladie » finit dans la troisième semaine.

» Tous les hommes sont sujets au typhus; il n'attaque » le même sujet qu'une fois. Les jeunes gens sont plus su- » jets à le contracter que les enfans. Il est moins grave dans » la jeunesse que sur le retour de l'âge et dans la vieillesse. » Souvent il est très-difficilement propageable. Les fièvres » adynamiques ou ataxiques, contagieuses, tuent un ma- » lade sur six, sept ou huit, etc., etc.

Leçons de Clinique médicale sur la Fièvre typhoïde, par M. le professeur Chomel (1834).

« Les fièvres continues, graves, quelle que soit leur » forme inflammatoire, bilieuse, muqueuse, adynamique, » ataxique, ne sont que des variétés de la même maladie. » En effet, quelque dissemblables qu'elles puissent pa- » raître dans leurs symptômes, elles offrent cependant des

» caractères communs qui ne permettent pas d'en faire des » affections différentes. L'identité de la marche et de la » durée des fièvres continues graves, l'analogie des con- » ditions dans lesquelles elles se montrent, auraient dû » faire pressentir cette vérité, avant que l'anatomie l'eût » démontrée..... Ces affections, si diverses en apparence, » nous dirions volontiers dans leur écorce, sont au fond » et dans leur nature des maladies identiques. »

Pathologie médico-chirurgicale, par MM. Roche, Sanson et Lenoir; 4.e édit. 1844, 5.e vol., chap. *du Typhus et de la Fièvre typhoïde*, p. 514, 515, 518, 431.

« En raison des circonstances et des lieux au milieu des- » quels le typhus se développe communément, cette ma- » ladie a été appelée fièvre, ou typhus des camps, des » hôpitaux, fièvre putride, adynamique, ataxique, etc.

» La fièvre typhoïde et le typhus sont presque complé- » tement identiques. Le typhus est la fièvre typhoïde à » l'état épidémique. Ce sont des maladies du sang, des » maladies contagieuses. L'altération du sang est de nature » sceptique. On ne peut les contracter qu'une fois, et c'est » là un des caractères de la plupart des maladies miasma- » tiques, telles que la peste, la fièvre jaune, le typhus; » elles se montrent communes depuis 18 jusqu'à 30 ans.

» Toutes les méthodes de traitement ont été essayées » contre cette maladie : toniques, antiphlogistiques, pur- » gatifs, antisceptiques, comptent à peu près autant de » succès que de revers. Cela tient à la marche presque tou- » jours constante du typhus, que les efforts du médecin » peuvent rarement interrompre ou raccourcir.

» Les mêmes causes et les mêmes circonstances engen- » drent l'une et l'autre fièvre, etc. »

Quant à MM. Bretonneau, Gendron, Gaultier de Claubry et Louis, dont les ouvrages sont très-estimés, ils ont vu, pensé, raisonné comme moi. Pour éviter les répétitions inutiles, je rapporterai seulement les principaux résultats et les conclusions des immenses recherches de M. Louis.

(Voyez *Recherches sur la Fièvre typhoïde, putride, adynamique, ataxique, dothinenterie, entérite folliculeuse;* Paris, 2.e édition, 1841.)

C'est en 1821, et dans l'opuscule précité, que j'ai complété mes observations sur les fièvres contagieuses, typhoïdes; je les rapporte aussi, en 1827, dans mon livre sur l'*Etat présent des hommes;* enfin, j'ai entretenu plusieurs fois du même sujet l'Académie royale de Médecine, à qui j'ai adressé des mémoires *ad hoc.*

M. Bretonneau a écrit en 1826, MM. Gendron et Gaultier de Claubry en 1836, M. Louis en 1841. Les dates et les textes lèvent tous les doutes.

M. Louis a, comme moi, comparé le typhus avec les autres maladies inflammatoires, éruptives, etc., et il conclut, comme moi,

1.° Que la fièvre typhoïde est une maladie à part, qui marche autrement que les autres, et qu'elle s'écarte de toutes les maladies connues par plusieurs caractères fondamentaux. Nous différons seulement en ce que le typhus est, selon moi, une maladie de tout le corps, quoiqu'il affecte davantage tel ou tel organe, tandis que M. Louis attache la plus grande importance à l'affection spéciale des plaques elliptiques de l'intestin grêle;

2.° Que les fièvres appelées putrides, pétéchiales, ataxiques, dothinenterie, gastro-entérite, etc., ne sont que le typhus;

3.° Que le typhus et les fièvres typhoïdes sont des maladies spéciales, identiques et contagieuses; qu'elles attaquent de préférence les jeunes gens, et n'attaquent le même individu qu'une fois dans la vie;

4.° Qu'elles ne respectent pas plus la force que la faiblesse du tempérament, et qu'elles sont invariablement les mêmes chez les sujets robustes et chez les faibles;

5.° Que, malgré la variété de leurs descriptions, des symptômes et des désordres anatomiques, les différences que l'on observe résultent de la diversité des causes prédisposantes;

6.° Que ces fièvres engendrent des germes qui, transmis par les malades, ou par les appartemens, les lits, les fournitures, etc., aux sujets disposés, provoquent le typhus, dont ils sont une émanation.

Je ne veux pas multiplier davantage les citations et les rapprochemens à l'appui de ma réclamation. Il a paru, depuis vingt ans, beaucoup d'ouvrages sur les constitutions endémiques et épidémiques, sur les fièvres graves, soit endémiques, soit épidémiques, dans lesquelles se retrouvent les idées principales et les faits décisifs exposés dans mes travaux précités.

Enfin, après avoir traité à fond ces matières, et spécialement du typhus épidémique, je me demandais, en 1821, si les fièvres continues graves, sporadiques, qui attaquent de préférence les jeunes gens, fièvres sous forme adynamique ou ataxique, qui durent une vingtaine de jours, dont le cours est inabréviable, et que l'on rencontre çà et là dans les hôpitaux et la pratique civile, ne seraient pas également le fruit de la même cause, c'est-à-dire, de vrais typhus, dont l'origine est ignorée des médecins et des malades? La similitude des effets me conduisait à supposer l'identité de la cause. (Voyez *Caractères propres, etc.*, p. 69 et 70. Toulouse, 1821.)

Eh bien! aujourd'hui, les professeurs, les écrivains célèbres reconnaissent la communauté de nature et de cause de toutes ces fièvres appelées typhoïdes, pour les distinguer du typhus épidémique. A l'exemple de MM. Louis, Gendron, Gaultier de Claubry, Roche, Sanson, Lenoir et Forget, les académies et les praticiens regardent ces cas comme autant d'individus de la même famille et des branches du même tronc.

Cependant les auteurs qui citent réciproquement leurs travaux, ne font pas mention des miens, qui les ont précédés. *Levata la sete si voltano de spalle al fonte!*

Fièvres intermittentes et remittentes, méconnues et déguisées par des causes vulnérantes ou des complications traumatiques.

(*Mémorial de Clinique de Montpellier,* par le professeur Delpech, t. 1.)

A l'occasion des cas traumatiques (coups, chutes, blessures), il se développe des fièvres périodiques, que la blessure masque, et qu'il est périlleux de prendre pour fausses, irritatives ou symptomatiques de la lésion locale. J'établis dans ce mémoire que ces fièvres exigent impérieusement le fébrifuge. J'ai vu même des confrères qui ont failli d'être victimes de l'erreur que je signale, et qui pendant le règne des fièvres d'accès peut également compromettre la vie des accouchées.

De l'Etat présent des hommes, considérés sous le rapport médical (1827.)

L'étude approfondie de l'humanité place les médecins observateurs aux points de vue les plus élevés et les plus vastes. La médecine, la philosophie, la religion, la politique, se touchent dans cet immense horizon. C'est un ensemble de faits, qui se lient et se correspondent aussi dans mon travail, quoique je ne me sois pas astreint méticuleusement à l'unité du poème épique.

Plusieurs critiques de Paris et de Lyon se sont peut-être mépris à cet égard. Pourquoi chercher dans Bossuet, Montesquieu, Barthez, Montaigne et Sterne, des termes de comparaison qui ne conviennent pas plus au sujet qu'au titre et à l'épigraphe? L'exécution de mon entreprise n'exigeait-elle pas que le plan, le genre et le style, fussent assortis à la situation du pays et aux points de vue de l'époque?

La nouveauté et l'étendue de ce plan, qui embrasse l'estimation vitale, sanitaire et morbide des lois, des institutions, des événemens, des mœurs, des systèmes politiques, etc., sur les individus, les familles et les peuples, auraient exigé une position supérieure à mes destins.

L'origne et les causes de la Révolution française, par

exemple, étaient connues. Tout ce qui regarde la politique l'administration, les finances, la législation, la guerre, avait été traité. « Mais quelle influence ces réformes, se » demande la *Gazette de France*, en rendant compte de » mon ouvrage, ont-elles opéré sur la santé des nouvelles » générations? qu'ont-elles fait de nous sous le rapport » médical? Personne ne l'a dit. Cet ouvrage manquait » donc à l'histoire de notre époque. » (*Colnet.*)

Quoi qu'il en soit, ayant vécu au milieu des décombres de l'ancienne société française et de l'ancienne médecine réédifiées, comme l'histoire contemporaine l'apprend, j'essayai de contribuer au but en racontant les fruits de mes études et de mon observation à ce double égard. Regardant toutes choses au point de vue de ma profession, telle que la montre Hippocrate, tout est salubre ou insalubre, favorable ou contraire au bien social. Les événemens, les opinions et les publicistes, ont-ils marché et parlé dans mon sens? Tout répond à cette question.

Quant à la partie plus proprement médicale, principes généraux, maladies héréditaires, éducation, régime de vie, mœurs, statistique, hygiène, causes épidémiques, pathologie, thérapeutique, médecine légale, etc., matières si hautes, si vastes, qui embrassent les grands intérêts de la médecine et de l'humanité, je n'ai rien à changer. Suis-je justifié par le redressement des opinions et des pratiques, et par les progrès de l'art?

C'est à dessein que j'évite de parler des éloges et des critiques dont cet ouvrage fut l'objet de la part des journaux de Paris et de Lyon. Que n'aurai-je pas à dire si je voulais profiter de mes avantages? Toutefois je ferai une observation qui intéresse la vérité historique.

La *Revue médicale de Paris*, qui, sous la direction de M. le professeur Cayol, a plus particulièrement soutenu, et avec un talent remarquable, les progrès de la médecine hippocratique, renferme ce passage (Prospectus de l'année 1834) :

« Lorsque les premiers, dans l'école moderne, nous

» élevâmes la voix pour proclamer que la science avait fait » fausse route;..... nous assignâmes le point de départ et la » véritable cause, le philosophisme, dont l'anatomisme, le » matérialisme, n'ont été qu'une conséquence, une appli- » cation directe ».

Dans le premier volume de la *Revue* 1833, p. 341, 345, les rédacteurs avaient déjà établi leur droit à cet égard, l'honneur d'avoir opéré le redressement de l'esprit médical. M. Cayol y donne un bel article sur les déviations médicales de notre époque.

La supériorité d'influence, de position et de talent de Paris est incontestable. Il ne l'est pas moins, que dès 1820, j'entrepris précisément la même tâche dans les *Annales cliniques de Montpellier* (voyez mon mémoire sur le *Diabètes*), et que je la complétai, selon mes forces, dans l'ouvrage sur l'*Etat présent des hommes*, que je rappelle en ce moment.

Les principaux articles de M. le professeur Cayol parurent en 1833; quelques-uns avaient été insérés dans la *Revue* en 1829 et 1830. Bien avant ces médecins distingués, j'avais donc attaqué le philosophisme, le physiologisme et l'anatomisme.

J'ai toujours aimé les régions paisibles de la médecine, et pensé que les grandes positions, les grandes réputations et les grandes fortunes, ne valent pas les sueurs qu'elles coûtent. Je n'ai même pas voulu solliciter la réparation des injustices que j'ai souffertes, *aimant mieux*, comme dit Montaigne, *perdre ma vigne que la plaider*. Rien donc ne me porte à contester les mérites que j'ai rencontrés sur ma route et dont je suis l'admirateur. Après ces aveux, je puis affirmer et prouver que j'ai précédé la *Revue* dans l'entreprise dont elle s'attribue le commencement, le moyen et le but. Ce journal, estimable à tant de titres, rendit compte de mon travail sur l'*Etat présent des hommes*. (Voyez l'article de M. Réveillé-Parise, 1827.)

Ce dernier, qui a publié trois articles remarquables sur la thérapeutique morale dans le *Bulletin de Thérapeuti-*

que, tom. 20, 1841, fait cette déclaration : « Je ne fais » qu'ouvrir la mine; d'autres pourront la creuser profon- » dément : d'immenses richesses y sont enfouies. Il ne s'agit » que de l'extraire et de la mettre en œuvre, etc. » M. Réveillé-Parise, qui avait rendu compte de mon ouvrage sur l'*Etat présent des hommes*, savait que cent pages sont consacrées à ce grand sujet. La pathologie et la thérapeutique morales y sont considérées sous le rapport des individus, des familles et du corps social. Je ne sache pas qu'aucun médecin m'ait précédé dans cette étude appliquée à notre temps.

« *An contagio sit quorumdam absoluta morborum pro-* » *prietas, aut eisdem adjungi possit pro varietate* » *locorum, temporum, epidemiarum pro subjectorum* » *prædispositione, morborum periodis, etc.? Num* » *indolis contagiosæ consideratio ad prophylacticam* » *et morborum therapeiam permultum valeat?* »

(*Thesis*, sust. die 22 Decembr. 1828, in Facult. Med. Monsp.)

Jamais sujet plus vaste, plus difficile, plus important et plus litigieux, n'a été traité en si peu de temps, en présence de la Faculté de Montpellier.

Je ne dirai pas le sort de la dispute à laquelle je pris part. On peut voir cette thèse et consulter les souvenirs de Montpellier.

Je me borne à observer, 1.° que la chaire de pathologie médicale, vacante par le décès du professeur Baumes, était l'objet de ce concours; 2.° que je fus au nombre des agrégés nommés, et le seul refusé par le conseil-royal; 3.° que le ministre remplaça le professeur Baumes par un candidat étranger à la dispute de sa succession, à la voie du concours.

L'autorité, je le sais, n'a pas besoin des concours pour placer dignement les hommes de mérite. Je sais aussi que la dispute des chaires n'est pas toujours favorable aux sujets éminens: Forcadel ne fut-il pas préféré à Cujas?

Mais l'autorité, qui dispense ses protégés des épreuves

onéreuses et probatoires du concours, avait-elle bonne grâce de me quereler sur le thème latin : formalité illusoire qu'elle a bientôt après abolie? Si elle était scrupuleuse sur le fond et sur la forme du concours, qui dura trois mois, si elle pesait la valeur des épreuves subies, pourquoi est-elle sortie, à mon occasion, du cercle de sa compétence, fixée par son propre réglement? Sa jurisprudence est à tel point variable, que le conseil-royal n'eut même aucun égard à mes travaux antérieurs dont on vient de lire la notice. Bientôt après, nouveau réglement, qui met en première ligne les travaux ou titres antérieurs, genre d'estimation employé d'abord à la Faculté de Paris, et qui fit reculer des compétiteurs honorables et déjà éprouvés!

Connaissant la marche des affaires et la différence des poids, des mesures en usage, j'ai laissé ignorer au public pourquoi je fus écarté, et pourquoi je refusai le titre de professeur agrégé libre que M. Cuvier m'offrit.

Indocti discant et ament meminisse periti!

Épidémie de Choléra asiatique.

Je ne viens pas reproduire les articles sur le choléra qui furent insérés dans les journaux de Toulouse : ils sont connus; mais aujourd'hui on est de sang froid. Les calamités que je voulais éviter ont résolu le problème auprès des bons esprits. On se tait, plutôt que de nier la vérité. C'est ainsi que le savant panégyriste du célèbre Double, qui prépara l'instruction médicale répandue dans toute la France au sujet du choléra, prononce ces paroles remarquables devant l'Académie royale de Médecine : « Cette » instruction, je ne la juge pas! il n'est sans doute donné » à personne de devancer les leçons de l'expérience!!! » (Eloge de Double, par M. Bousquet).

En cette grave conjoncture médicale ma faible voix s'éleva contre celles de Double, de Broussais, de Dupuytren et de l'Académie royale de Médecine. A la vue d'un aveuglement si général, et quoique le choléra eût partout des protecteurs puissans, je crus de mon devoir médical d'avertir!... Mes prévisions furent trop malheureusement confirmées pour que j'aie le courage de revenir là-dessus! Mais parmi les sujets litigieux et de grande conséquence que les médecins dignes de ce nom doivent approfondir, il en est un que je veux toucher, parce que nul ne l'aborde d'une manière franche.

On croit, on dit, on répète, que le système des contagionistes épouvante, tandis que le système contraire rassure. Voyons les faits de notre temps, livre ouvert pour tout le monde.

Les médecins de Paris sont contraires au système des contagions pestilentielles, et particulièrement à celle du typhus, qui, tous les quatre ou cinq ans, se promène librement dans les hôpitaux de la capitale. M. le professeur Forget fait cet aveu remarquable: « Quant à moi, élève » de l'Ecole de Paris, j'ai nié la contagion jusqu'à ce que, » transporté en province, des faits irréfragables fussent ve- » nus me démontrer que la fièvre typhoïde peut affecter » les personnes qui séjournent auprès des malades. » (Forget, *de la Fièvre typhoïde.*) A cet égard, l'enseignement de Paris aveugle donc les médecins. Poursuivons:

Sur qui s'est jeté, d'abord, le choléra en Pologne, en Allemagne, en Hongrie, en Angleterre, en France? sur les individus ignorans et pleins de sécurité. La peur est donc venue après. A qui l'imputer? Avant et pendant les ravages du choléra, les non-contagionistes guidaient, commandaient, instruisaient dans toute la France. Or, chaque jour, les bureaux des ministères, de la police et de l'état-civil, étaient ouverts au public, qu'il fallait garantir de la peur! Chaque jour, les gazettes de Paris et de la province racontaient les nouvelles cholériques accompagnées de toutes les circonstances effrayantes. La terreur fut donc l'ouvrage des non-contagionistes, ou la suite de leur système appliqué à la nation la plus sensible et la plus éclairée du monde! Cet incroyable essai dit tout ce que je ne veux pas dire.

Après avoir, en quelques mots, rétorqué l'argument

opposé à ma thèse, il faut examiner une opinion philosophico-médicale favorable au stupide aveuglement des Turcs.

Je soutiens, moi, que lorsque les médecins ne savent pas guérir, ils doivent s'appliquer à préserver les populations.

D'autres croient que la grande affaire des épidémies pestilentielles est servie par les dénégations! A ce compte, les Turcs, les Barbaresques, seraient très-heureusement pourvus. Les terribles épreuves qu'ils ont familièrement subies confirment-elles l'opinion de Chirac et de Stoll, qui voulaient anéantir même le mot de contagion comme chimérique, absurde? Le monde n'est-il pas trop avancé pour revenir au gland, après avoir trouvé l'usage du blé, c'est-à-dire pour subir la fatalité ignorante dont l'Egypte se dégage en ce moment? Comment venir à bout de persuader au dix-neuvième siècle que ce qui est n'est pas?

L'ancienne théorie astronomique aurait pu maintenir l'ignorance et l'erreur relatives à la marche du soleil, si l'école de Galilée, de Fermat, de Newton, de Pascal, de La Place, avait gardé un tel secret, parce qu'il est supérieur à la portée et à la vérification des hommes; mais les faits terribles de peste parlent, crient si fort dans certaines circonstances, qu'ils éveillent tout le monde, et frappent les moins attentifs. Anciennement, comme de nos jours, le bon sens des peuples a suffi pour voir distinctement ce que les médecins ont ignoré ou nié. Les croyances relatives aux pestes humaines et animales sont nées au sein des peuples, depuis Moïse, Thucydide, Tite-Live, Virgile, Ovide, jusqu'à nous. Cette connaissance, étrangère à la médecine, n'honore donc pas notre esprit observateur !...

Il est superflu de dire, qu'en suivant l'esprit et les termes de ma thèse relative aux épidémies contagieuses, on indiquerait les moyens utilement praticables, tout en évitant le plus possible d'alarmer, d'effrayer les populations. La sécurité est toujours avantageuse, quoiqu'elle ne garantisse pas plus de la gale que du choléra.

Terminons ce triste sujet. Tout le monde sait si le système des non-contagionistes a préservé de la peur!... Chirac, Broussais, Dupuytren, etc., ont été vus à l'œuvre!...

Parallèle du Système de Brown et du Système de Broussais.

(*Bulletin général de Thérapeutique.* 1839, tom. 16.)

En 1827, où le physiologisme dominait, triomphait en France, je déclarai que ce système n'était que le *Brownisme retourné*, et je montrai qu'il est étranger aux grandes vues de l'hygiène, de la pathologie et de la thérapeutique. On peut voir dans les *Annales physiologiques* si, en rendant compte de mon travail, Broussais sait le refuter.

A la mort de Broussais, je rendis public le parallèle précité, que les gazettes médicales avaient auparavant refusé d'insérer, tant on craignait de blesser ce professeur. Ici, je prouve l'origine et la calque Brownienne de son système. Les principes et les conséquences, les idées principales et les critiques violentes de Brown, se retrouvent dans l'ouvrage de Broussais, qui déguise à peine les expressions du réformateur écossais. (Voyez l'*Abrégé de la nouvelle Doctrine de Brown*, et la *Réfutation du Système du spasme*, dont j'ai donné la traduction.)

Ses partisans l'ont beaucoup trop loué, faute d'érudition, de réflexion et de critique. Même défaut de jugement dans l'appréciation du système de Brown, dont tant de médecins, d'ailleurs instruits, ont parlé sans l'avoir approfondi. Le dix-neuvième siècle, absorbé par les études matérielles, les seules en crédit, a connu superficiellement le passé riche et fécond de la médecine, auquel ont revient aujourd'hui.

Le sujet me conduit à ce rapprochement instructif et curieux : en général, la médecine et la chirurgie de l'armée d'Egypte étaient Brownistes, tandis que le Broussaisisme dominait à l'armée d'Alger. L'armée d'Egypte et même son immortel général étaient favorables à la méthode restaurante, excitante. Dans l'Algérie, au contraire, les médecins, les soldats, les généraux, ont crié contre la débilitation, et fait au système Broussais un procès qu'il me suffit de rappeler.

Le 5 Novembre 1837, l'Ecole de Médecine de Toulouse prit solennellement possession du nouveau bâtiment dont la ville venait de la doter. Toutes les autorités étaient réunies, et j'étais chargé par ma compagnie de porter la parole. C'était un événement que je crus devoir considérer selon l'esprit de ma profession et de la chaire de pathologie que j'occupe. J'y trace donc rapidement les révolutions médicales que l'enseignement a éprouvées depuis le seizième siècle, où Sanchez illustrait l'ancienne Faculté de Médecine, ce qui me conduit à jeter un coup d'œil également rapide sur les systèmes nosologiques de notre temps, et à proposer un plan de pathologie fondé sur la nature réelle et sur le siége plus apparent des maladies.

Les journaux de médecine de Paris, qui impriment tant de choses verbeuses ou inutiles, n'ont pas rendu compte de ce discours très-substantiel et qui intéresse surtout l'enseignement médical.

Si l'on prend pour base le plan de pathologie ou nosographie que j'ai proposé, et les trois classes générales ou souches primitives des maladies, on trouvera facilement les sous-divisions exigées par la différence de nature et de siége. Sans nuire à l'unité vitale, à l'enchaînement des causes et des effets, la nosographie, en quelque sorte assise sur les appareils plus intéressés, aura un ordre de distribution véritablement instructif et des avantages analogues à ceux que l'astronomie et la géographie retirent des cartes.

Ce discours est réimprimé dans le Journal de Médecine de Toulouse, Mars 1841.

Etranger aux considérations qui gênent les écrivains, je laisse parler mes convictions médicales L'intérêt des écoles, des systèmes et des passions qui vivent dans l'hostilité, ne me touche pas. J'expose donc, sans prétention ni faiblesse, les vues qui me semblent inspirées par un si grand sujet.

———

Traité du Magnétisme animal, considéré sous le rapport de la physiologie, de la pathologie et de la médecine légale (1839).

L'interprétation des phénomènes de la nature et de l'humanité a été une source d'égaremens et de discordes, tant que les principes simples et lumineux d'Hippocrate, de Galilée, de Bacon, n'ont pas guidé les observateurs.

Le magnétisme animal, reproduit sous de nouvelles formes par Puyssegur, Deleuse, etc., et environné de preuves séduisantes, acquit une véritable réputation scientifique et médicale, malgré les obscurités et les problèmes dont les philosophes, les médecins et les prêtres, le trouvaient entaché. Je fus donc sollicité d'écrire ce que l'observation et l'expérience m'ont appris sur cette grande affaire. Mais comment se résoudre à dévoiler des vérités fâcheuses et des erreurs en crédit? Combien de personnes éclairées, honnêtes, respectables, allaient être innocemment blessées! Mettre en scène les esprits faux, les gens crédules, les charlatans, quelle entreprise! Enfin, comment obtenir la publicité nécessaire en faveur d'un ouvrage né en province! Le magnétisme a d'ailleurs des affiliés dans presque toutes les gazettes médicales, littéraires et politiques!

Je résistai donc pendant long-temps; puis je me mis à l'œuvre; ce que je raconte pour avertir ceux qui seraient tentés de suivre mon exemple.

J'en ai assez dit pour éclairer les médecins, les prêtres et les pères de famille sur l'influence magnétique et le pouvoir fascinateur, soit du regard, soit du rapprochement des sexes et des manœuvres employées.

Coup-d'œil sur la Généalogie des lois sociales et des connaissances humaines.

(Mémoire inséré dans les *Annal. de Philosoph.* de M. Bernetti, 1836.)

L'Institut historique, fondé à Paris sous le patronage de M. Michaud et de M. le lc duc d'Oudauville, me fit l'honneur de m'associer à ses grands desseins et à ses travaux, étrangers à mes études. Pour répondre à ses désirs et payer mon tribut académique, je lui adressai en même temps le mémoire précité et un autre travail sur l'*Origine de la médecine*. L'Institut historique publia ce dernier dans son journal, tom. 6, pag. 5. Il est reproduit dans le Journal de Médecine de Toulouse, Juin 1841), où mes collègues ont pu le lire.

Quant à l'opuscule intitulé : *Coup-d'œil sur la Généalogie des lois sociales, etc.*, il fut textuellement rapporté dans les *Annales de Philosophie* de M. Bernetti (1836), qui en donna bientôt après une seconde édition. On jugera de la grandeur et de l'importance du sujet que j'ai traité par le rapport suivant, fait à l'Institut historique, et inséré dans son journal, tom. 3, pag. 172.

« Le titre du travail de notre collègue indique le but qu'il s'est proposé. Il a voulu rechercher, à l'aide du raisonnement et de l'histoire, dans quel ordre se déroulent les grandes lois sociales, dominatrices mystérieuses des destinées et de l'avenir des peuples. C'est chose bien facile à première vue, qu'assigner telle ou telle origine aux événemens qui se déroulent sous nos yeux ; on leur donne pour cause quelque autre événement prédécesseur ou contemporain ; on regarde autour de soi ou derrière soi, et l'on croit bien vite avoir trouvé le principe, et l'on oublie que ce principe fictif n'est lui-même qu'une conséquence. On oublie que les événemens ne sont que des accidens historiques ; on étrangle ainsi la science philosophique dans les détails étroits d'une circonstance. Voilà comment on procède en histoire, et ainsi les livres deviennent inutiles, car ils racontent et n'instruisent point ; et ainsi l'enseignement du passé est impuissant, car il n'offre pas de règle pour l'avenir. Et l'humanité marche incessamment dans le même sentier, et les générations se succèdent posant le pied dans les empreintes des pieds des générations précédentes.

» Or, cette loi de l'événement, cette loi de l'histoire repose plus haut que l'événement et que l'histoire ; elle ressort de l'évolution de tous les siècles écoulés; elle se formule par la volonté de Dieu; elle s'applique par le raisonnement des hommes. Cette loi est sociale; ce n'est pas la loi d'un peuple, ce n'est pas la loi d'un pays, ce n'est pas la loi d'un temps, c'est la loi de la société, la loi éternelle et éternellement fécondante, car elle est sortie du sein de Dieu et elle a couvé tour à tour les diverses civilisations du monde.

» Trois hommes ont essayé de la préciser dans trois ordres d'idées différens : Bossuet, Herder et Vico. Tous les trois ont travaillé à la solution du problème; aucun ne l'a résolu. Seulement la question s'est plus nettement dessinée: les termes sont bien posés, et nous pouvons dire désormais avec Vico que toute science sociale se réduit à ceci: décrire le cercle idéal dans lequel tourne le monde réel.

» Dans une sphère d'idées plus restreinte, dans une application plus précise, M. Lafont, notre collègue, a voulu rechercher l'ordre hiérarchique d'enfantement des diverses lois sociales, leur généalogie. Nous ne le suivrons point dans le développement de son travail; nous nous bornerons à indiquer les titres de ses diverses divisions, initiant ainsi au résumé de ses pensées :

» 1.° Signification du mot loi dans les différentes branches du savoir humain: tout obéit; 2.° l'homme, quoique libre, est assujetti aux lois établies; 3.° Dieu est le législateur et l'instituteur des lois de la nature et de l'homme; 4.° lois morales: enseignement de l'homme; 5.° lois sociales.

» Je n'entrerai point dans la discussion de cette doctrine; elle donnerait matière à des livres, et peut, à elle seule, servir de programmes à toutes les recherches de la deuxième classe de l'Institut historique; je me bornerai à témoigner que ce travail de M. Lafont est un travail utile quant à son but, et profitable quant aux problèmes qu'il soulève.

» Ernest Falconnet,

» Membre de la 2.e classe de l'Institut historique ».

Précis des Propriétés physiques, chimiques et médicales des Eaux thermales d'Ax (1840).

L'ère nouvelle, si mémorable et si féconde en progrès de tout genre, traîne à sa suite une multitude d'alliages turbulens, insalubres, qui multiplient les souffrances humaines. L'équilibre sanitaire est troublé, rompu par l'excès des lumières et de la sensibilité dont les générations héritent. Voilà pourquoi les voyages aux différentes sources thermales sont le remède général de beaucoup de maladies chroniques, d'altérations sans fièvre et de souffrances indéfinissables.

Montaigne avait pénétré le mystère médicateur de ces pélerinages dont la haute société, la bourgeoisie et la population des villes ne peuvent plus se passer.

Or, avant de poser ma plume médicale, j'ai voulu raconter ce que j'ai appris des effets des eaux d'Ax et d'Ussat par la tradition des médecins de Toulouse et par ma propre expérience. Tout en purifiant ma plume dans ces eaux salutaires, j'ai entendu servir la médecine et le pays de Foix, où je suis né.

Tel est le précis des travaux qui m'ont été inspirés par cinquante ans d'observation, d'étude et de pratique. La concision de tous ces écrits contraste avec la prolixité verbeuse des auteurs contemporains. La plupart délayent en gros volumes les sujets nombreux et de grande conséquence que j'ai traités substantiellement. *Plus d'un glaneur a reçu le prix de la moisson!*

Quand je débutai, Barthez, Portal, Bichat, Pinel, Percy, Fouquet, Corvisart, Cabanis, Baumes, Dumas, Hallé, Chaussier, Bosquillon, brillaient sur la scène médicale. Autour d'eux s'élevaient Fodéré, Kéraudren, Larrey, Alibert, Dupuytren, Laennec, Bayle, Esquirol, Lordat, Double, Broussais, Andral, Pariset, Recamier. Mes plus chers condisciples, MM. Viguerie et Delpech, ont acquis une grande réputation, l'un à Toulouse, l'autre à Montpellier.

J'appartiens à cette génération active, laborieuse et supérieure à mes destins. Les conceptions vastes, les génies observateurs, les esprits capables de généraliser, enfin, les médecins habiles et expérimentés que la nature produit rarement, n'ont pas manqué à cette mémorable époque, pourvue d'un théâtre assorti à l'exécution des grands desseins. Sans doute, ces illustres ouvriers se sont entr'aidés, enseignement mutuel qui les a fait concourir tous aux progrès acquis. Ils y ont concouru par leurs écrits, par leur enseignement, par leur exemple; mais nommez ceux qui ont dominé solidement la situation, laissé des traces durables de leur passage, ouvert ou agrandi les routes fructueuses, montré à la multitude la direction salutaire et généreuse!...

De 1804 à 1844, la très-majeure partie des productions médicales de la France est sortie des hôpitaux et des amphithéâtres de Paris, mine inépuisable de faits à l'usage de tout le monde, et qui, le plus souvent, dispense d'érudition ou d'expérience. Plusieurs générations intelligentes et laborieuses se sont succédé sur le même champ et sous les yeux des grands maîtres dont la capitale est toujours pourvue. Les bons esprits, les trempes distinguées ont-elles été faussées par cette direction? Ne se sont-elles pas consumées en efforts peu salutaires, loin de rendre à l'art tous les services qu'il devait attendre de leur part?

L'étude de l'organisation et des maladies locales qui manquait aux siècles précédens n'a-t-elle pas égaré l'esprit d'observation et de recherche, et dépassé ainsi toutes les bornes que Bichat et Cabanis avaient commencé de franchir? Il faut le dire, quand une marche n'est pas bonne, plus on la suit, plus on risque de s'égarer. La logique même assise sur les faits achève d'aveugler. C'est ainsi que l'on peut se rendre raison des prodigieuses aberrations de Broussais, de Dupuytren et de tant d'autres. En 1810, le concours ouvert sous la présidence de Corvisart, sur les maladies organiques, pouvait être une source de lumières infiniment utiles. On s'est égaré en voulant dépasser l'objet et le but.

Quant à moi, faible ouvrier jeté sans guide dans cet immense mouvement de la société et de la médecine, je me trouvai, dès le début, dans la région des tempêtes. Les sectes philosophiques et politiques régnaient tumultueusement dans les lois, dans l'administration, dans les événemens, dans les mœurs! Dans cette grande épreuve de la raison et de l'humanité, quelle route prendre? que penser et faire? J'ai suivi l'esprit de la médecine et pris à cœur le sort des dupes et des victimes! Quelle immense infirmerie, quel mélange d'aveugles, d'insensés et d'êtres souffrans qui se heurtent, se tourmentent et se blessent les uns les autres! *At, Hercules! homini plurima ex homine sunt mala!* (Plin. *Hominis natura.*)

D'abord j'exerçai successivement la chirurgie et la médecine aux armées des Pyrénées-Orientales, d'Italie et d'Allemagne, lorsque les Dugomier, les Victor, les Napoléon, les Bernadotte, les Moreau, les Masséna, couvraient de gloire les calamités de la France. *Quæ tam poetica et quamquam in verissimis rebus tam fabulosa materia!* (Pline, *lib.* 8, *epist.* 4). La république et l'empire m'ont vu auprès de Percy, de Larrey, dont l'amitié sera toujours gravée dans mon cœur. République, empire, restauration, libéraux, royalistes, j'ai tout vu à l'œuvre!

La pratique vint m'occuper ensuite. Je pris la plume; je livrai, soit au jugement des sociétés médicales, soit à la publicité, les ouvrages dont on vient de voir la notice. Après quelques tâtonnemens, dont je ne pouvais être garanti par mon âge et par cette époque extraordinaire, je cherchai constamment les réformes et les progrès dans l'alliance de l'érudition, de l'observation et de la critique, de manière à profiter des travaux d'Hippocrate, Sydenham, Morgagni, Stoll, Bichat, Pinel, Brown, etc.

Si je ne m'abuse pas, le coup d'œil rétrospectif que je viens de jeter sur ce dernier siècle formé d'événemens extraordinaires, et sur la carrière modeste que j'ai parcourue, peut inspirer d'utiles réflexions aux jeunes médecins.

Cette direction d'esprit et d'études médicales, brillante

et fructueuse à Paris, est ingrate en province, pour ne rien dire de plus. J'y fus engagé par les encouragemens de l'Académie de Dijon et de la Société médicale de l'Ecole de Paris. Gardeilh, professeur de la Faculté de Toulouse et traducteur des œuvres d'Hippocrate, le célèbre Dumas, mon professeur a Montpellier, et quelques autres médecins de mérite, m'excitèrent également à poursuivre mes travaux. Ce dernier, qui, dans sa tournée du jury, avait eu personnellement connaissance de la guerre qui m'était faite, m'écrivait le 15 Fructidor an XIII de la République :

» Je suis bien fâché d'être obligé de partir sans vous té» moigner chez vous-même mon estime et mon attache» ment. J'espère être plus heureux à mon retour; mais je » ne quitterai pas Toulouse sans vous exprimer tout ce que » votre zèle pour la science et votre opiniâtreté dans l'étude » m'ont inspiré. Continuez, Monsieur, de braver la mal» veillance et l'envie ; c'est le seul moyen de demeurer su» périeur à vos ennemis.

« Dumas, professeur ».

M. Tartra, secrétaire-général de la Société médicale de l'Ecole de Paris, alors présidée par Barthez, m'écrivait, entre autres choses :

« Recevez, Monsieur, les remercîmens que la Société me » charge de vous transmettre pour votre zèle infatigable et » pour les travaux importans et nombreux que vous lui » avez communiqués; elle s'honore de vous compter parmi » ses membres correspondans les plus laborieux et les plus » recommandables.

« Paris, 14 Avril 1806 ».

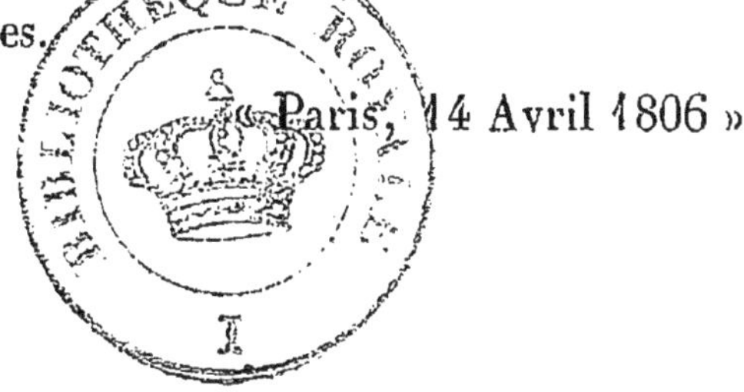

Toulouse. — Imprimerie d'Augustin Manavit.

www.ingramcontent.com/pod-product-compliance
Ingram Content Group UK Ltd.
Pitfield, Milton Keynes, MK11 3LW, UK
UKHW012301240726
13966UKWH00004B/1549